CONGRÈS INTERNATIONAL D'HYGIÈNE & DE DÉMOGRAPHIE

DE 1889

DES AVANTAGES

DES

TRAVAUX D'ASSAINISSEMENT

AU POINT DE VUE ÉCONOMIQUE

Par H. de MONTRICHER

Ingénieur Civil des Mines
Directeur de la Société Agricole et d'Assainissement des Bouches-du-Rhône

PARIS

BIBLIOTHÈQUE DES ANNALES ÉCONOMIQUES

PLACE DE L'ÉCOLE DE MÉDECINE

Rue Antoine Dubois

1889

DES AVANTAGES

DES TRAVAUX D'ASSAINISSEMENT

AU POINT DE VUE ÉCONOMIQUE.

Par M. H. de MONTRICHER.

Les questions d'économie sociale occupent à l'Exposition universelle de 1889 une large place, et s'y sont même révélées sous un jour nouveau.

L'École socialiste, sous ses diverses formes, s'était bornée jusqu'à ce jour à chercher à assurer à tous les citoyens le libre et égal exercice du droit de tous à la vie.

L'hygiène publique fait davantage, elle tend à procurer aux hommes, des conditions extérieures de bien-être ; par elles, la santé, et par la santé la prolongation de l'existence. L'assainissement des villes, celui des maisons, la construction de logements salubres pour la classe ouvrière, l'inspection sanitaire des bâtiments destinés à des agglomérations, notamment de tous les établissements publics, tels sont, entre beaucoup d'autres, étrangers à notre objet, les moyens employés par l'hygiène publique pour obtenir dans la plus large mesure possible la conservation et la prolongation de la vie humaine.

Que le but poursuivi par les hygiénistes soit louable et philanthropique, que les hommes de cœur qui y consacrent leur temps et leur intelligence se créent des droits à la gratitude de leurs semblables, nul ne pourrait le contester ; mais ce but est-il, au même degré, utile et pratique, et si cette utilité est reconnue, en quoi consiste-t-elle, peut-elle se chiffrer? question grave, qu'il importe de résoudre.

Il s'est en effet trouvé des hommes, et parmi eux des économistes célèbres, qui se sont montrés hostiles à l'accroissement des populations, et ont déclaré superflus, ou même dangereux les moyens tentés pour prolonger la vie.

Malthus n'a pas craint d'émettre cet aphorisme : « Un homme qui naît dans un monde déjà occupé, si sa famille ne peut le nourrir, ou si la société n'a plus besoin de son travail, cet homme n'a pas le moindre droit à réclamer une portion quelconque de nourriture, et il est réellement de trop sur la terre ; au grand banquet de la vie, il n'y a pas de couvert mis pour lui. »

Malthus en conclut qu'il n'y a pas lieu d'améliorer le sort de la race humaine en préservant les hommes des maladies et des infirmités ; pourquoi dépenserait-on des sommes considérables pour préserver du choléra ou de toute autre maladie épidémique, une population qui, si elle échappe à ces fléaux, sera fatalement décimée par la misère et la famine, les produits de la terre ne pouvant plus subvenir à sa subsistance. Tel est le fond de la plupart de ses dissertations, et il conclut que « la population, croissant en progression géométrique, et les moyens de subsistance en progression arithmétique, à moins que les guerres, les épidémies destructives, les marais, les villes denses (dense cities) ou d'autres agents mortels ne restreignent l'excès du nombre des naissances, à moins que les issues de la vie et du sang ne soient laissées ouvertes, la population doit être exposée aux progrès lents, mais réguliers d'une famine inévitable ».

Malthus, s'il était logique, érigerait en principe le meurtre social ; le remède qu'il préconise, pour être moins sanguinaire, n'en est pas moins un outrage à la nature, au lieu de tuer l'homme, il est d'avis de l'empêcher de naître.

J.-B. Say admet comme démontrée la proportionalité géométrique et arithmétique des progressions de l'accroissement de la population d'un pays et des produits de la terre qui servent à sa subsistance, mais il soutient que la population étant toujours contenue par les limites des produits, est toujours ramenée par les forces mêmes de la nature à la proportion normale.

Ces forces de la nature, ce sont les maladies, la misère et en général les fléaux qui joueraient ainsi dans la société un rôle modérateur, presque bienfaisant, et en tous cas utile, puisqu'ils feraient rentrer dans l'ordre les choses que l'imprudence de l'homme en aurait fait sortir.

Il est de toute évidence, ainsi que l'affirme J.-B. Say, que la population ne peut dépasser la limite des produits. « Lorsqu'un vase est plein, a dit cet éminent économiste, ce n'est pas en versant du liquide qu'on augmente la quantité d'eau », — mais on peut se demander sur quels faits est établie la formule des accroissements par progression géométrique et arithmétique des populations et des produits; formule simple, mais décevante, comme beaucoup de formules simples qui séduisent par leur simplicité même.

Le développement et la propagation dans les pays incultes des produits de la terre, dépendent dans une large mesure du génie et de l'activité de l'homme. « Les produits, a dit Proudhon, croissent comme le carré des travailleurs ». Quels sont, en effet, suivant J.-B. Say, les principaux obstacles à la production? Il faut les attribuer, dit-il, au défaut des capitaux à consacrer à l'agriculture, à l'imprévoyance des institutions humaines, et enfin, voici le point intéressant, à l'imperfection de l'industrie des transports et à l'insuffisance des voies de navigation; il cite comme exemple, la houille nécessaire au fonctionnement des machines et que son prix de transport rend inaccessible aux producteurs.

Mais l'emploi à donner aux capitaux ne dépend-il pas de la volonté des capitalistes; les institutions humaines ne sont-elles pas perfectibles, et le temps ne s'est-il pas chargé de réduire à néant l'objection portant sur l'insuffisance des moyens de transport?

Un réseau aux mailles étroites couvre la surface du monde civilisé, et envahit peu à peu la terre entière, faisant circuler jusque dans la moindre bourgade comme un sang nouveau et réparateur; les chemins de fer répandent en tous lieux le précieux combustible nécessaire à la vie que J.-B. Say hésitait dans un but économique à extraire des entrailles de la terre.

Et le passé ne répond-il pas de l'avenir? Quand les moyens de production qu'a fournis jusqu'ici l'inépuisable nature se renouvelant sans cesse avec ses propres éléments paraîtront tirer à leur fin, d'autres ressources surgiront sans doute, et dans cet immense circuit des choses, il n'est pas à prévoir que l'essor de la vie soit jamais arrêté.

J.-B. Say ne s'oppose d'ailleurs pas en principe à ce que l'on tente de prolonger la vie humaine, pourvu qu'à la diminution de la mortalité corresponde une diminution équivalente de la natalité : « Ce n'est point, dit-il dans son cours d'économie politique, comme devant maintenir ou augmenter la population qu'il convient d'envisager les moyens conservateurs de la vie des hommes; la population augmente ou diminue par des raisons toutes différentes; c'est uniquement comme étant propres à améliorer le sort de l'humanité, Quand on lit et qu'on entend dire qu'en conservant la vie à cent mille personnes, la vaccine a ajouté cent mille âmes à notre population, on peut sourire de l'erreur, et néanmoins applaudir à la découverte. »

Fidèle à sa théorie, il estime que, dans la plupart des cas, l'équilibre entre les morts et les naissances s'établira de lui-même, et dans ces limites il ne répudie pas, dans un but d'économie sociale, toute mesure de nature à restreindre les maladies et la mortalité.

Il est de toute évidence que l'état de maladie est économiquement des plus onéreux. Le malade consomme, et les produits représentent une dépense plus élevée que ceux de sa consommation ordinaire; il ne produit aucune valeur économique et provoque des dépenses, et stérilise ainsi la production d'autrui. Tout ce qui pourra contribuer à éviter la maladie correspondra à l'économie d'une dépense improductive.

L'homme au moment où il a cessé de vivre donne lieu à des dépenses variables, mais qui totalisées représentent un capital considérable; il est vrai qu'ensuite, s'il ne produit pas, il ne coûte rien, mais sa valeur économique a été anéantie.

L'évaluation de cotte valeur économique a été tentée, à diverses reprises, par des statisticiens, nous donnons plus loin les résultats auxquels ils sont parvenus. Une fois cette évaluation faite, il sera facile de calculer à quelle somme correspondrait la diminution de la mortalité dans telle localité où son taux est élevé, et de chiffrer ainsi les services qu'y rendrait l'application des principes de l'hygiène publique.

MM. le Dr Godevin, Edwin Chadwick, W. Farr, en Angleterre; notre éminent collègue, le Dr Rochart, en France, ont cherché, tour à tour à établir la valeur économique de la vie humaine, question ardue quelquefois obscure, où la surabondance et la variété des documents éloignent plutôt qu'elles ne favorisent la solution.

Ainsi, le Dr W. Farr attribue à l'homme, à l'unité de l'espèce humaine, une valeur moyenne de 110 ou de 2,775 francs, M. le Dr Rochart, après de nombreuses recherches statistiques arrive au chiffre notablement inférieur de 1,097 francs. Il est à remarquer que le champ des études et des recherches de ces statisticiens était pour l'un, la France, pour l'autre, l'Angleterre ; faudrait-il en conclure qn'un Anglais vaut en moyenne près de trois Français; notre amour-propre national protesterait à juste titré, contre une pareille interprétation des chiffres; il est plus digne, et, croyons-nous, plus vrai d'admettre que les bases d'évaluation varient, et que cette étude peut fournir encore aux adeptes de la démographie et de l'économie sociale des travaux nombreux et variés.

Au surplus, la valeur moyenne peut ne pas donner une idée précise de la valeur ordinaire, courante de l'homme valide. M. le Dr Rochart estime à 6,000 francs la valeur moyenne de l'homme âgé de vingt ans, bien portant, tel que l'État le prend pour le service de ses armées. Des statistiques fournies par les États-Unis attribuent à l'homme arrivé à l'âge où il va rapporter le « plein nécessaire » à sa vie propre et à la vie sociale une valeur moyenne de 3,500 dollars, soit de 17,500 francs.

M. W. Farr base ses évaluations sur les salaires moyens par lesquels les services professionnels des citoyens, quels que soient leur classe, leur origine, leur âge et leur sexe, sont rétribués. A un âge quelconque, l'homme gagne un salaire déterminé; le capital que représente ce salaire au moment que l'on considère doit être calculé en tenant compte de la somme des salaires, autrement dit de la rétribution totale du travail que peut fournir cet homme pendant la durée probable de sa validité.

M. Farr prend comme durée de la validité la durée de la vie probable diminuée d'un déchet variable pour chaque âge.

La rétribution totale probable du travail va en croissant à partir de la naissance, elle atteint son maximum à 25 ans (il s'agit de la classe ouvrière), et diminue avec l'âge jusqu'à devenir nulle, au terme de la vieillesse, au moment où aucun travail ne pouvant être fourni, il n'existe plus de rétribution.

Les tables devant donner à chaque âge la vie probable concordant avec les tableaux de recensement, montrent à la colonne des âges, les chiffres de la population diminuer rapidement à mesure que l'âge augmente, jusqu'à devenir néant.

Le nombre des vivants aux âges successifs est donc en raison inverse de l'intégration des salaires, lesquels suivent une progression rapide du jour de la naissance à celui de la virilité, pour subir ensuite une décroissance marquée.

La table ci-dessous donne la durée de la vie probable à chaque âge de 0 à 70 ans, ainsi que l'intégration des salaires à chaque âge observé.

AGES	DURÉE de la vie restante probable	VIE PROBABLE	DURÉE de la VALIDITÉ	SALAIRE de 600 fr. par an capitalisé
0	37	37	19	7.200
1	43	44	26	8.622
2	46	48	30	9.222
3	47	50	32	9.480
4	48	52	34	9.714
5	48	53	35	9.812
10	45	55	37	10.026
15	41	56	38	10.150
20	38	58	30	10.150
25	34	59	34	9.714
30	30	60	30	9.222
35	27	62	24	8.280
40	24	64	18	7.014
45	20	65	16	6.504
50	18	68	10	4.632
55	15	70	4	2.528
60	12	72		
60	10	75		
75	8	78		

Par une série d'observations sur les salaires des ouvriers agricoles à des âges différents, on peut déterminer, comme ci-dessus, la valeur intégrale de ces salaires au taux d'intérêts de 5 % pour chaque âge. Si on multiplie ensuite les valeurs ainsi trouvées par les nombres portés sur les tableaux de recensement à chaque âge observé et qu'on divise le total de ces produits par le chiffre de la population d'une ville, d'un département ou d'un état, on obtiendra la valeur brute moyenne de l'unité humaine vivante de cette ville, de ce département ou de cet état.

C'est en suivant cette méthode que M. W. Farr attribue à l'unité mâle la valeur moyenne brute de 349, mais, ajoute-t-il, la valeur moyenne de la subsistance de l'ouvrier, aux différents âges de l'enfance et de la maturité peut être évaluée, en exécutant la même série de calculs, à environ 199; la différence à savoir 150 représente la valeur moyenne nette de l'unité mâle de la population agricole. Pour passer de cette évaluation à celle de toute la population mâle et femelle, il faut abaisser le chiffre ci-dessus de 150 à 110, lequel représente en livres sterlings la valeur économique moyenne de la classe agricole, soit en francs 2,750.

Pour déduire de la valeur de l'individu celle de la population,

M. W. Farr multiplie par 110 la population de l'Angleterre, et il obtient ainsi le nombre de 3,640 millions de livres sterlings, qui représenterait la valeur intégrale de la population, si la moyenne des salaires et des gains de toute espèce était représentée par le salaire agricole moyen. Or cette moyenne est plus élevée, et le nombre ci-dessus est par conséquent inférieur à la valeur économique réelle de la population de la Grande-Bretagne.

Le rendement total de l' « income-tax » n'est attribuable que pour une petite fraction aux salaires agricoles.

Les rendements afférents aux revenus de 30 livres sterlings et au-dessus équivalent à 306 millions l'an. En y ajoutant ceux afférents aux revenus des fermiers agricoles, à savoir 67 millions l'an, on trouve 373 millions. Prenant la moitié de ce revenu pour faire la part de la subsistance des fermiers, commerçants ou autres, il reste comme revenu annuel net 186 millions 1/2 qui, capitalisé au taux de la rente viagère, représente 1,865 millions. M. W. Farr déduit de cette somme 225 millions comme faisant double emploi avec le capital afférent aux salaires agricoles, et il arrive au chiffre de 5,250 millions livres sterlings ou de 131,250 millions de francs comme représentant la valeur économique de la population de la Grande-Bretagne, ou, pour être plus précis, la capitalisation des gains, honoraires, salaires, appointements des classes commerçantes, industrielles, laborieuses ou exerçant une profession libérale, et non compris le capital foncier ou consistant en marchandises ou valeurs diverses.

Nous laissons à M. W. Farr la responsabilité des évaluations ci-dessus; la plupart des chiffres qu'il émet échappant à notre contrôle, notre examen ne peut guère porter que sur les procédés employés. Ces procédés consistent, en résumé, à estimer la valeur économique totale de la population ouvrière. Par une série de calculs tout différents, et qui ont pour base le rendement des impôts, il évalue d'autre part la valeur économique totale de la population non ouvrière et non capitaliste.

Dans ces diverses évaluations, M. W. Farr déduit des salaires ou gains les dépenses afférentes à la subsistance de chaque individu.

Un ouvrier gagne, par exemple, un salaire de 3 francs, il dépense 2 francs pour sa subsistance, c'est-à-dire pour se nourrir, se vêtir et se loger, c'est donc sur le revenu net de 1 franc par jour qu'il faudrait, suivant M. W. Farr, baser les calculs servant à l'évaluation de sa valeur économique. Il résulterait donc de ce mode d'évaluation qu'un ouvrier dont le salaire équivaudrait à la subsistance aurait une valeur économique nulle?

Supposons un ouvrier terrassier payé a raison de 1 fr. 25 par mètre cube de terre déplacée. Quel est le résultat du travail exécuté dont il a touché le prix? Par l'emploi de ses muscles et de ses talents, il a créé un produit au moyen duquel il a assuré sa subsistance actuelle, en payant à chaque fournisseur la part de produits nécessaires, et par l'épargne, il a assuré sa subsistance future. En prenant à part chaque fournisseur, et en remontant pour chacun jusqu'à l'origine de chaque produit, on trouve que cette somme de 1,25 est la totalisation d'un certain nombre de produits nets qui ne sont mis en œuvre, dans le cas particulier qui nous occupe, que par la production d'un mètre cube de terrassement.

La valeur économique de l'ouvrier doit donc avoir pour base, non son salaire, déduction faite de ses dépenses de subsistance, mais son salaire intégral, vérité économique que l'on pourrait exprimer en disant, que l'ouvrier vaut ce qu'il gagne.

En résumé, ce qui ressort le plus clairement des calculs de M. W. Farr, c'est l'évaluation de la valeur économique de l'homme gagnant un salaire moyen, un salaire type pendant la durée de sa validité. Cette valeur est de 349 livres ou de 8,750 francs, résultat qui l'éloigne sensiblement des appréciations de M. le Dr Rochart sur la valeur de l'homme en plein rapport.

Le salaire de l'ouvrier varie, et comme pour tout autre produit, sa valeur est subordonnée à la loi de l'offre et de la demande. Aussi es salaires sont-ils plus élevés dans les villes que dans la campagne, et c'est ce qui explique l'afflux de population qui envahit les grandes cités industrielles aux dépens des vastes territoires agricoles dont l'exploitation est délaissée.

Cependant l'agriculture étant la source principale des produits auxquels la vie humaine est inexorablement subordonnée, il résulte de cet état de choses un ralentissement des produits, qui restreint, du même coup, l'accroissement normal et rationnel de la population dont le taux annuel chez les nations prospères varie de 1,30 à 1,50 pour cent, ce qui correspond à un doublement de population en cinquante ans environ.

L'émigration est une des conséquences et le correctif de l'afflux dans les villes des populations agricoles.

On peut se demander quels sont, au point de vue économique, les effets de l'émigration et de la colonisation. Ce devrait être, à première vue, et pour être logique, l'appauvrissement du pays, celui-ci, se trouvant privé de la valeur économique des émigrés, valeur relativement élevée, puisque la plupart d'entre eux sont des hommes arrivés par leur âge et leur santé au plein rendement de la validité humaine.

Mais l'expérience prouve que l'émigration ne constitue pas, dans la plupart des cas, une perte pour la mère patrie. Elle est, en premier lieu, en raison directe de la production générale, sans laquelle il ne peut y avoir accroissement de population, la colonisation ayant surtout pour effet de rendre productives des terres qui ne l'étaient pas. Les salaires deviennent plus élevés, et la richesse générale se trouve augmentée dans la mère patrie ; et il est notoire que les pays les plus colonisateurs sont les pays les plus riches, et qu'une nation montre sa virilité par sa puissance de colonisation.

Les colons créent un travail et par conséquent un produit là où il n'en existait pas, et par l'échange, enrichissent leur propre pays.

A un point de vue plus large et plus élevé, ils provoquent la création de nouvelles nations, multiplient les découvertes, et diffusent la langue, l'esprit et le génie de leur patrie.

Les calculs relatifs au rendement des colonies ont été faits et sortiraient d'ailleurs du cadre de cette étude ; ce qui présenterait quelque intérêt au point de vue auquel nous sommes placés, serait le résultat économique de l'existence d'un nombre déterminé d'émigrants.

Quoi qu'il en soit, il importe de retenir des travaux et recherches que nous venons de passer rapidement en revue, que l'homme a une valeur économique réelle qu'il serait coupable de dédaigner, que les évaluations qui en ont été faites correspondent à des moyennes basses, étant donnée la part attribuée aux non-valeurs, et que, par contre, un élément important leur échappe. La démographie ne peut faire entrer dans ses calculs la valeur des bienfaiteurs de l'humanité, des hommes qui par leurs travaux et leurs inventions, rendent à leur génération et aux générations futures des services incalculables, et relèvent, par leur œuvre propre, et par les progrès qu'ils font accomplir aux sciences, aux arts, à l'industrie, le niveau de la valeur morale et matérielle de l'homme.

L'étude de la valeur économique de la vie humaine a pour corollaire immédiat et nécessaire celle des moyens propres à sa conservation.

C'est dans les prescriptions de l'hygiène publique qu'il faut chercher la solution du problème.

Les recherches et travaux des commissions d'hygiène publique,
composées de médecins, d'ingénieurs, d'administrateurs ont abouti
à un ensemble de lois, en petit nombre d'ailleurs, sur l'efficacité
absolue desquelles le doute n'est plus permis, et qui peuvent pour
la plupart se résumer dans cette double formule : « Amenée d'eau
pure sans pollution possible. Enlèvement des matières usées sans
stagnation possible. » Tels sont les éléments les plus importants
du programme de l'assainissement d'une ville.

Dans la plupart des villes, et notamment à Marseille, objet de
nos recherches et de nos études, tout ou presque tout est à faire,
et les dépenses que les municipalités ont à affecter aux travaux
d'assainissement sont considérables. Mais, au moyen de l'étude
qui précède, il est possible de mettre ces dépenses en balance avec
les avantages économiques qui en résulteraient.

L'assainissement de Marseille, à cause de ses rapports incessants
avec les ports de commerce du monde entier, d'une part, et d'autre
part, avec les grandes villes de France, offre un intérêt d'ordre
général bien digne d'arrêter l'attention des hygiénistes.

Le taux annuel de la mortalité à Marseille a été en 1886, époque du
dernier recensement, de 34,98 pour mille habitants. Dans le quartier de l'Hôtel-de-Ville, il a atteint le chiffre de 56,04 pour mille
habitants, quand, dans les villes assainies suivant les règles
adoptées par les commissions d'hygiène, ce taux est descendu au-
dessous de 20 pour mille.

La valeur économique de la population de la commune de Marseille qui est, d'après le recensement de 1886, de 375,378 habitants,
peut être calculée assez exactement au moyen de documents statistiques très complets qui existent, mais pour la réunion et la coor-
dination desquels un temps relativement long est nécessaire. Ce
travail, que nous préparons, sera le complément de celui que nous
avons l'honneur de présenter aujourd'hui au congrès. Mais nous
pouvons, dès maintenant, en comparant la part contributive par
habitant de Marseille aux quatre contributions directes, qui est de
15 fr. 85 et la part afférente aux services municipaux, à savoir
39 fr. 35, admettre comme démontré que la valeur économique de
la vie humaine à Marseille doit être plus élevée que les moyennes
établies plus haut.

Mais pour nous mettre dans une hypothèse relativement défavorable à notre thèse, admettons un chiffre intermédiaire entre les évaluations de M. le Dr Rochard et celles de M. W. Farr, soit par exemple 2,000 francs.

En ramenant par des travaux d'assainissement au taux normal la mortalité de Marseille, on diminuerait de plus de 4,500 le nombre de décès annuels, et la plus value économique obtenue ainsi chaque année serait de 9 millions environ.

Or la réfection des égouts existants, la construction de ceux qui restent à faire, l'établissement d'un ou plusieurs collecteurs destinés à conduire les eaux vannes soit à la mer, soit sur des champs d'irrigation, nécessiteraient une dépense totale de 15 à 20 millions qui serait par conséquent récupérée en deux ans environ.

Si l'on calcule quelle est la somme d'argent que cette diminution de mortalité amènerait dans la Caisse municipale, on trouve qu'elle serait égale à 275,000 francs environ, qui irait en s'accumulant chaque année.

La conclusion pratique de cette étude est que, quelles que soient les dépenses que comportent l'assainissement d'une ville, ces dépenses sont toujours très largement compensées par les avantages qui en résultent au point de vue économique.

DISCUSSION

M. le Dr J. BERTILLON partage absolument l'opinion de M. Montricher en ce qui concerne l'évaluation de la vie de l'ouvrier qui dépense intégralement son salaire. Il n'est pas permis de dire, comme un certain nombre d'auteurs ont pu le croire, qu'un tel ouvrier n'est pas une force pour la société, et que sa personne ne constitue pas une valeur.

M. le Dr LIVON, délégué de la ville de Marseille, fait observer que la mortalité varie suivant les quartiers de la ville, en raison inverse de l'importance des travaux d'assainissement exécutés. Le quartier de la préfecture, par exemple, où ces travaux ont été nombreux, ne présente qu'une mortalité de 19 °/oo ; dans d'autres parties de la cité, comme dans le quartier de l'Hôtel-de-Ville, au contraire, elle s'élève à 47 °/oo.

M. DE MONTRICHER ajoute que, depuis 1849, époque où a été inauguré le canal de la Durance, qui pourvoit chaque habitant de Marseille d'un contingent journalier de 1000 litres environ d'eau pure, aucune mesure hygiénique importante n'a été prise à Marseille, sauf le nouveau régime adopté pour les balayures et immondices, qui supprime tout dépôt de ces matières dans toute l'étendue de la commune et prohibe leur jet, soit à l'égout, soit à la mer. Ce régime date de 1887 : de 1867 à 1887, le taux moyen de la mortalité a été de 34 %o. En 1887, il a été de 29,85 %o; et en 1888, de 28,80 %o. Ces chiffres sont assez éloquents pour être signalés.

M. H. MONOD exprime l'espoir que cet état de choses recevra bientôt une solution satisfaisante. Il a pu, lors de sa visite d'inspection avec M. le Dr Proust, se rendre compte des bonnes intentions de la municipalité et apprécier l'utilité qu'aurait l'exécution des projets à l'étude, en vue d'un système général de canalisation emportant loin de Marseille toutes les matières usées.

Le Mans. — Typographie Edmond MONNOYER.

LES ANNALES ÉCONOMIQUES

5ᵉ ANNÉE — TOME X

La Revue paraît le 5 et le 20 de chaque mois.

CONDITIONS D'ABONNEMENT

Paris : Un an, **20** fr. ; Départements : Un an, **22** fr. ; Étranger : Un an, **24** fr.

Prix du numéro, 1 fr. 50

Les Abonnements partent du 5 de chaque mois.

On s'abonne sans frais dans tous les Bureaux de poste de France et de l'Union postale.

Ce Recueil est honoré de Souscriptions des Ministères du Commerce et de l'Industrie, de l'Agriculture, de la Marine et des Colonies, du Conseil municipal de Paris, des Grandes Administrations de l'État et des Principales Écoles de commerce de France et de l'Étranger ; il figure également dans les Grandes Bibliothèques et dans les Cercles.

Armand MASSIP, *Directeur-Gérant* ;
Émile BERR, membre de la société d'économie politique, *Rédact. en chef* ;
Louis MAGNÉ, *Secrétaire de la Rédaction.*

COMITÉ DE RÉDACTION

MM.

BARBE, député ; BARBEY ✳, sénateur ; Léon BOURGEOIS ✳, BURDEAU ✳, député ; E. CHABRIER, O ✳, administrateur de la Compagnie générale transatlantique ; G. COMPAYRÉ ✳, Paul DESCHANEL, député ; Léon DONNAT O ✳, membre du Conseil municipal de Paris ; Eugène ÉTIENNE ; Félix FAURE ✳, député ; Fernand FAURE, FOURNIER DE FLAIX, publiciste ; GERVILLE-RÉACHE, député ; ISAAC, sénateur ; JAMAIS, député ; LAGUERRE, JOURDAN ✳, directeur de l'École des Hautes Études commerciales ; DE LANESSAN et A. PRADON, députés ; Arthur RAFFALOVICH O ✳, publiciste ; Jules RUEFF ✳, sénateur ; SABATIER, Yves GUYOT, député ; E. LEVASSEUR, membre de l'Institut.

CORRESPONDANTS ÉTRANGERS

MM.

V. MATAJA, professeur à l'Université de Vienne (Autriche) ; VAN HOUTEN, membre de la deuxième chambre des États Généraux de la Haye ; J. WEILLER, ingénieur aux charbonnages de Mariemont et Bascoup (Belgique).

Les Annales Économiques contiennent :

Des études inédites émanant des écrivains les plus autorisés, sur toutes les questions d'économie politique et sociale ;

Une analyse et un commentaire des principaux articles de revues, de journaux et de documents officiels ayant trait à l'économie politique ;

Une revue générale de tous les faits économiques de la France et de l'Étranger ;

Une chronique du mouvement financier, Budgets, Banques d'État, Établissements de crédit, Émissions, Chemins de fer, Affaires industrielles ;

Une revue des Livres, des Congrès, des Sociétés et des Conférences ;

Les **Annales Économiques** paraissent en livraisons de 100 pages ; elles forment, dont un volume de 1,200 pages, chaque semestre.

Grâce au prix très modique de l'abonnement, elles constituent le plus avantageux des ouvrages de vulgarisation économique qu'ait été créé jusqu'ici.

RÉDACTION ET ADMINISTRATION

Place de l'École-de-Médecine, 4, rue Antoine-Dubois, PARIS

Le Mans. — Typographie Edmond Monnoyer.